L'Inhalation

ET LA

Pulvérisation

A CAUTERETS

PAR

LE DOCTEUR ACHILLE BOUYER

Ancien interne des Hôpitaux de Paris

Médecin-Inspecteur des eaux de Cauterets

PRIX : 1 FRANC

PAU

G. CAZAUX, LIBRAIRE-ÉDITEUR

24, PLACE DE LA HALLE, 24

SUCCURSALE A CAUTERETS, 1, RUE DE LA BAILLÈRE

1883

L'INHALATION

ET

LA PULVÉRISATION

A CAUTERETS

L'INHALATION

ET LA

PULVÉRISATION

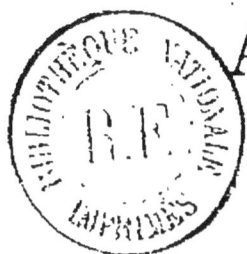

A CAUTERETS

PAR

Le Docteur ACHILLE BOUYER

Ancien interne des Hôpitaux de Paris

MÉDECIN INSPECTEUR DES EAUX DE CAUTERETS

···◆◁◆◁···

PAU

G. CAZAUX, LIBRAIRE-ÉDITEUR

A COTÉ DE LA PRÉFECTURE

SUCCURSALE A CAUTERETS, 1, RUE DE LA RAILLÈRE

1883

AVANT-PROPOS

—

Les importantes améliorations apportées, dans ces dernières années, à l'installation des salles d'inhalation et de pulvérisation de Cauterets ont beaucoup contribué à généraliser, dans la station, l'emploi de ces deux modes particuliers d'application de l'eau sulfureuse dans la cure des affections catarrhales des bronches, de la gorge, du nez et des oreilles.

Pour montrer tous les services qu'on peut attendre de ces deux pratiques thermales, j'ai cru utile de décrire succintement les conditions actuelles d'installation et d'aménagement de nos appareils d'inhalation et de pulvérisation, de préciser les règles de leur application et d'indiquer, avec leur mode d'action, leurs principales indications et contre-indications.

Tout en faisant ressortir dans ce travail les nombreux et excellents résultats obtenus par ces deux modes de traitement, je me suis gardé d'exagérer leur valeur thérapeutique et je n'ai cessé de les considérer comme des adjuvants précieux de la cure, destinés à compléter ou favoriser l'action des autres modes d'application de l'eau sulfureuse.

C'eût été, en effet, méconnaître les propriétés intrinsèques de nos principales sources et l'importance de l'action élective spéciale qu'elles exercent sur la muqueuse respiratoire que d'attribuer à ces deux modes de traitement un rôle prépondérant dans la cure thermale.

J'ai cru devoir ajouter, en terminant, quelques considérations spéciales sur la douche naso-pharyngienne dont l'emploi se confond, ou se combine fréquemment avec celui de la pulvérisation dans le traitement des inflammations pharyngo-nasales.

DE L'INHALATION

L'inhalation des vapeurs sulfureuses forme une partie importante du traitement des affections des voies respiratoires dont elle constitue pour ainsi dire la médication topique.

Ce mode de traitement, qui est très usité à Cauterets, a subi, depuis quelques années, des transformations successives et importantes dans cette station. La salle d'inhalation, qui existait dans l'établissement de César, a été peu à peu abandonnée, à cause des inconvénients nombreux qu'elle présentait. Cette salle, qui était assez exigüe eu égard au nombre de malades qui la fréquentaient, était alimentée par une gerbe d'eau à jets très-fins qui, émergeant du centre d'un petit bassin, venait se briser contre la paroi intérieure d'un tambour métallique. Les vapeurs qui se répandaient dans la salle, la transformaient en une véritable étuve humide dont les conditions de température et d'humidité, difficiles à régler, étaient souvent mal supportées par les malades qui se trouvaient, en outre, exposés à toutes les conséquences d'un refroidissement subit, en sortant de la salle.

Ce fut sur la demande du corps médical de Cauterets que la Compagnie des Eaux se décida à installer, en 1875, des appareils à humage destinés à remplacer la salle d'inhalation. Après plusieurs essais et tâtonnements, on a adopté les appareils qui fonctionnent actuellement et sont répartis dans quatre salles spéciales des établissements des Néothermes et de César.

Ces appareils sont en poterie vernissée, et présentent une forme hémisphérique allongée. Ils sont disposés sur une tablette en bois, le long du mur, tout autour de la salle. Chacun d'eux se compose de deux parties : la partie inférieure est un petit bassin circulaire de 0,20 à 0,22 centimètres de diamètre et de 5 à 6 centimètres de profondeur dont la partie plane inférieure est percée de trois ouvertures munies de tuyaux en plomb.

Le tuyau central amène le jet d'eau sulfureuse destiné à produire la vapeur. Des deux autres, l'un, qui est recourbé, est en communication avec l'air extérieur et sert de prise d'air à l'appareil, et l'autre est le tuyau d'écoulement de l'eau condensée dans le récipient.

La seconde partie de l'appareil est une sorte de couvercle, arrondi en forme de dôme, qui s'articule avec le petit bassin circulaire ; elle est percée, à sa partie antéro-supérieure, d'une ouverture par laquelle s'échappent les vapeurs sulfureuses. Cette ouverture, qui est allongée, est disposée de façon à recevoir un embout portatif.

Pour faire fonctionner l'appareil, on ouvre le petit robinet placé à la partie inférieure du tuyau central. Le jet d'eau qui jaillit de ce tuyau vient se briser contre la paroi supérieure du couvercle, dans une partie concave et limitée par un rebord circulaire destiné à arrêter et à condenser la poussière d'eau et à empêcher qu'elle soit projetée, en trop grande quantité, du côté de l'ouverture extérieure.

Au bout de quelques instants, l'appareil est rempli de vapeurs provenant du jet d'eau qui se brise et retombe en pluie dans le bassin, et aussi de la petite nappe d'eau retenue dans ce bassin et qui se renouvelle incessamment.

Les vapeurs qui s'échappent de l'appareil contiennent une petite quantité d'acide sulthydrique et entraînent une certaine partie d'eau finement pulvérisée pourvue de ses éléments minéralisateurs. La température de ces vapeurs est inférieure de 3° à 4° à celle de la colonne d'eau de César qui alimente les appareils. Elle varie de 42 à 45°. Cette déperdition de chaleur est due à la longueur du trajet que l'eau parcourt dans les tuyaux et surtout au battage du jet d'eau dans l'appareil.

Outre les quatre salles de humage qui fonctionnent actuellement à César et aux Néothermes, nous devons mentionner les anciens appareils de humage qui existent depuis longtemps à l'établissement de Pauze-Nouveau. Ces appareils sont constitués par une maçonnerie creuse de forme

rectangulaire et traversée par une conduite d'eau
de César. Ce tuyau conducteur est percé de petites ouvertures donnant lieu à des jets d'eau filifor-
mes qui viennent se briser contre des écrans. La
partie supérieure de cette maçonnerie présente
quatre ouvertures munies de tubes par lesquels
les malades aspirent les vapeurs.

Ces appareils sont peu employés aujourd'hui,
parce qu'ils sont installés dans de mauvaises conditions. En effet, la vapeur se condense trop vite
contre les parois en maçonnerie et n'arrive pas facilement à la bouche du malade qui est obligé de
faire des aspirations fatigantes ; de plus la posi-
tion défectueuse des tubes et l'absence de prise
d'air viennent encore s'ajouter aux inconvénients
de cette installation.

MODE D'EMPLOI.

Le humage est un moyen thérapeutique assez
énergique dont la durée et le mode d'emploi doivent être précisés par le médecin.

La durée des séances varie de 10 à 30 minutes.
Voici, en général, la manière dont on le conseille : Le malade doit placer dans sa bouche l'embout disposé sur le tuyau d'aspiration, aspirer
lentement, sans effort, se retirer de temps en
temps pour mettre des interruptions dans l'aspiration des vapeurs, afin d'éviter leur action congestive. Dans certains cas, il est bon de recommander de faire des inspirations profondes et dans

d'autres cas d'aspirer par la bouche et d'expirer par le nez, de façon à faire pénétrer les vapeurs dans les premières voies aériennes. Le plus souvent, on conseille au malade de faire suivre le humage d'un bain de jambes à eau courante, afin d'atténuer, par une forte action révulsive, la tendance fluxionnaire que détermine parfois ce mode de traitement.

ACTION PHYSIOLOGIQUE ET THÉRAPEUTIQUE.

L'action du humage comprend des effets primitifs et des effets secondaires.

Effets primitifs. Dès les premiers instants de la séance, les malades éprouvent généralement une sensation de bien-être qui s'accompagne d'une facilité plus grande de la respiration, d'une diminution de sécheresse et de fréquence de la toux. Puis la peau se recouvre d'un légère moiteur et il se produit une diminution notable de fréquence et d'intensité dans les pulsations du pouls. Si la séance de humage se prolonge au delà d'un certain temps, ces phénomènes de sédation sont bientôt remplacés par des phénomènes d'excitation qui se traduisent pas une accélération de la respiration et de la circulation, une sensation de constriction, de sécheresse du pharynx, une lourdeur de tête, la turgescence de la face, la céphalalgie, des quintes de toux sèche et parfois des douleurs thoraciques.

La succession de ces phénomènes est surtout très-manifeste chez les asthmatiques et dans les formes de bronchite qui s'accompagnent d'un élément spasmodique. On voit, en effet, souvent des asthmatiques et des emphysémateux qui, après avoir éprouvé une diminution assez prompte de dyspnée au début de la séance, sont repris de recrudescences d'oppression au bout de quelque temps. Il suffit, dans bien des cas, de leur conseiller d'abréger la durée des séances pour prévenir les phénomènes d'excitation.

Les *effets secondaires* du humage peuvent se résumer ainsi: Après quelques séances, la toux diminue de fréquence et ne s'accompagne plus de sensations de sécheresse et de picotements incommodes dans l'arrière-gorge ou au niveau de la trachée. L'expectoration devient plus facile et plus abondante. Les crachats sont plus fluides et changent de nature : de muco-purulents, ils deviennent muqueux, puis séro-muqueux et tendent ensuite à diminuer progressivement de quantité.

Il se produit là, comme on le voit, une espèce de substitution ou plutôt une sorte de déplétion humorale de la muqueuse pulmonaire qui est la partie d'élection éliminatrice. C'est cette action que Bordeu désignait sous le nom de *béchique expectorante*. En même temps que la toux et l'expectoration subissent ces modifications, la voix devient plus facile, moins voilée, les douleurs thoraciques s'amendent et la respiration tend à reprendre son rhythme normal. En somme, l'action du humage sur les affections des voies respiratoires est complexe. Elle comprend : 1° des effets anesthésiques sédatifs sur les nerfs de la vie organique du poumon dus en partie au gaz sulfhydrique (1) ; ces effets se traduisent par la diminution de la toux, la cessation des chatouillements laryngés ou trachéaux qui l'accompagnent, la diminution de l'excitation fluxionnaire des poumons et de la dyspnée dans bien des cas ; 2° des effets de dépuration éliminatoire sur la muqueuse aérienne caractérisés par l'augmentation de la sécrétion au début, puis par des modifications et la diminution progressive de cette sécrétion.

Cette double action du humage ne doit pas être attribuée exclusivement au gaz sulfhydrique. La vapeur d'eau joue, en effet, un rôle important dans l'inhalation. Par son action topique émolliente (à une température moyenne), non seulement elle favorise l'action sédative du gaz sulfhydrique, mais encore elle lubrifie les bronches, facilite l'expectoration et tend à provoquer la déplétion humorale. Cette action émolliente sédative est encore favorisée par le contact des matières organiques contenues dans les particules liquides qui sont entraînées avec la vapeur.

Nous avons exposé les phénomènes généraux

(1) Ces effets sédatifs peuvent se transformer en effets excitants lorsque le humage est trop prolongé ou lorsque le gaz sulfhydrique est trop concentré.

-et locaux qu'on observe le plus communément chez les malades soumis au humage ; mais il est des cas dans lesquels ce mode d'administration des eaux est mal supporté. Le tempérament du malade, les dispositions individuelles, la nature et la forme de la maladie peuvent modifier son action. Nous voyons, en effet, parfois des malades être pris, dès le début de la séance, de quintes de toux, de sécheresse à la gorge, de dyspnée, de chaleur à la face, en un mot de phénomènes d'excitation locale très prononcés. Pour empêcher ces troubles, il est quelquefois utile de conseiller au malade de changer l'heure du humage ou de couper la séance par de fréquentes interruptions. Enfin, il y a des cas où ces troubles persistent malgré toutes les précautions et où le humage parait complétement contre-indiqué. Il y a, du reste, une question d'opportunité qui domine les éléments d'indication du humage, comme nous allons le voir, en passant en revue les principales maladies auxquelles il s'applique.

INDICATIONS ET CONTRE-INDICATIONS

Le humage est indiqué d'une façon générale dans toutes les affections catarrhales chroniques des organes respiratoires ; angine granuleuse, catarrhe laryngé, bronchite, asthme, phthisie pulmonaire. Il est surtout employé, à titre de médication topique, pour modifier la muqueuse des voix aériennes par le simple contact des vapeurs sulfureuses, mais comme il contribue aussi à la pénétration du principe sulfureux dans l'économie, on peut dire qu'il tend à renforcer l'action élective que les eaux employées, sous d'autres formes, exercent sur la muqueuse respiratoire. C'est précisément cette action élective qui réalise souvent les éléments d'une médication substitutive.

En analysant l'action physiologique du humage, nous avons vu que ses premiers effets se traduisaient par une action émolliente et sédative, produisant une véritable détente sur les deux principaux éléments morbides des affections catarrhales : le spasme et l'élément congestif ou inflammatoire, et nous avons fait remarquer que ce n'est qu'ultérieurement que se montrent les effets d'excitation locale ou substitutive. Il appartient donc au médecin de tirer parti de ces diverses actions en prescrivant des séances plus ou moins longues ou rapprochées et en modifiant aussi les autres parties du traitement thermal suivant les cas et les effets obtenus.

L'action thérapeutique du humage est évidemment plus superficielle et moins générale que celle de la boisson et de la balnéation ; aussi ne doit-il être considéré que comme un complément utile de la médication thermale dans le traitement des affections catarrhales de nature constitutionnelle et diathésique. Comme il est rarement employé seul, il est quelquefois difficile de démêler les effets qui lui appartiennent en propre ; ses effets se confondent avec ceux de la boisson pour modifier la vitalité de la muqueuse et les actes morbides dont elle est le siège.

L'angine glanduleuse et le catarrhe laryngé réclament fréquemment l'emploi du humage. Je le conseille quelquefois, dès le début du traitement, pour diminuer l'action excitante locale que produit par son contact l'eau sulfureuse employée en boisson et gargarisme sur la muqueuse pharyngo-laryngée. Dans le cours de la cure, il peut aussi être indiqué pour atténuer l'action irritante que provoquent les douches pulvérisées sur cette même muqueuse.

Le catarrhe pharyngo-laryngé simple qui a pour origine, soit des inflammations répétées de la muqueuse, soit des fatigues de l'organe, cède facilement à l'emploi du humage. Dans l'angine

granuleuse, les aspirations de vapeurs sulfureuses n'agissent qu'indirectement sur les granula-
tions, mais elles exercent une action résolutive
sur l'hyperémie périphérique et la tuméfaction de
la muqueuse. Elles peuvent aussi être employées
utilement dans les catarrhes pharyngo-laryngés
de nature arthritique ou herpétique qui s'accompagnent de sensations d'ardeur de sécheresse, de
picotements laryngiens, de difficultés d'expectora-
tions, etc. Dans les formes sèches, on prescrit généralement des séances courtes et plus ou moins
espacées de façon à modérer et même à empêcher
l'action substitutive, tandis qu'on peut conseiller
des séances plus longues et rapprochées dans les
formes humides et surtout dans les formes torpides scrofuleuses caractérisées par l'atonie de la
muqueuse et par l'hypertrophie des amygdales
et des follicules muqueux.

Le humage peut aussi contribuer à amender la
surdité catarrhale en modifiant favorablement les
inflammations granuleuses de la muqueuse pha-
ryngo-nasale. Cette action résolutive s'exerce soit
directement soit par voisinage sur les inflammations chroniques de la trompe d'Eustache.

Les diverses formes de trachéite et de bronchite
chroniques sont tributaires du humage au même
titre que les catarrhes pharyngo-laryngés et don-
nent lieu aux mêmes indications que ces affections. La simple susceptibilité catarrhale des bronches et la bronchite non diathésique s'amendent promptement sous l'influence du humage.

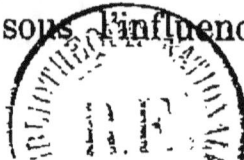

Dans le catarrhe bronchique de nature arthritique ou herpétique, son action, quoique moins
complète et moins prompte, n'en est pas moins
utile pour modifier directement. l'hyperémie
bronchique et pour seconder l'action de l'eau
prise en boisson, bains ou douches.

Comme dans les affections pharyngo-laryngées,
les séances de humage doivent être plus ou moins
longues et rapprochées suivant que la bronchite
affecte la forme sèche ou humide et suivant le
degré d'irritabilité de la muqueuse.

Les aspirations de vapeurs sulfureuses exercent
une influence favorable sur l'emphysème qui constitue une complication fréquente du catarrhe bronchique.

Elles amendent le spasme bronchique et les
sibilances qui en résultent. De plus, elles agissent
en désobstruant les petites bronches et en produisant une excitation locale qui réveille la tonicité
des fibres élastiques du poumon.

Elles peuvent aussi contribuer à résoudre les
congestions pulmonaires chroniques qui accompagnent souvent le catarrhe bronchique de nature
arthritique en excitant la circulation et la vitalité
du tissu pulmonaire engorgé.

Dans l'asthme, le humage peut être indiqué, non
seulement dans l'intervalle des accès pour agir
sur le catarrhe et l'emphysème, mais encore il peut
être prescrit avec avantage contre l'attaque elle-
même. Il ne doit être conseillé qu'au début ou au
déclin de la crise. Toutes les fois que je l'ai employé

dans la période paroxystique des accès, j'ai vu les phénomènes nerveux et la congestion bronchique augmenter, tandis qu'en choisissant les moments de calme j'ai pu enrayer des crises ou hâter leur terminaison.

Le humage produit une véritable détente sur le spasme bronchique et il agit, de concert avec la boisson, à la manière des béchiques et des expectorants, en facilitant l'expectoration et la rendant ensuite plus fluide et plus ténue.

Après avoir indiqué les différentes inflammations catarrhales de la muqueuse aérienne qui réclament l'emploi du humage, nous devons dire un mot des principales circonstances ou complications qui peuvent contre-indiquer ce mode de traitement.

Il ne convient pas aux sujets prédisposés aux congestions à la tête, à ceux qui présentent un état nerveux ou névropathique très-prononcé, aux malades doués d'une excitabilité exagérée de la muqueuse respiratoire et d'une disposition particulière aux fluxions hémorrhagiques ou aux recrudescences inflammatoires.

Il va sans dire que l'apparition de la fièvre et de phénomènes généraux doit toujours faire suspendre l'emploi du humage. Certaines complications peuvent aussi le contre-indiquer d'une façon presque absolue ; ce sont : les affections du cœur et des gros vaisseaux, l'emphysème généralisé accompagnant le catarrhe des vieillards, les névroses telles que l'hystérie, l'épilepsie, etc.

Dans la tuberculose pulmonaire, le humage doit être employé avec la plus grande prudence et seulement dans des cas bien déterminés, pour remplir quelques indications relatives à l'état local.

Il peut contribuer à atténuer l'excitation fluxionnaire que provoquent les foyers caséeux ou tuberculeux et exercer une action résolutive sur le catarrhe bronchique et sur les engorgements congestifs du poumon qui accompagnent la phthisie et jouent un rôle important dans l'évolution de ses produits.

Les vapeurs sulfureuses peuvent aussi être considérées comme un agent de désoxygénation agissant à la manière des balsamiques : elles atténuent l'action comburante de l'oxygène de l'air sur les parties vives et enflammées et elles diminuent la production du pus et des parties putréfiées ; elles exercent, en outre, une action destructive sur ces mêmes parties et les empêchent d'être résorbées.

La coexistence d'un catarrhe laryngo-bronchique simple, d'un asthme, d'un emphysème constituent des éléments d'indication pour l'emploi du humage.

Hâtons-nous d'ajouter que c'est surtout dans la phthisie que ce mode de traitement exige la plus grande surveillance et que les indications de son emploi sont dominées par la question d'opportunité. En effet, ce n'est que dans les périodes de calme, de ralentissement du travail pulmonaire que ce moyen peut être utilement appliqué. Il

devient nuisible toutes les fois que les phénomènes locaux présentent une certaine acuité et don-
nent lieu à des troubles généraux. On peut l'employer avec avantage dans les formes scrofuleuses torpides ainsi que dans les formes arthritiques
et herpétiques, à marche franchement chronique,
et, en général, dans tous les cas de tuberculose
pulmonaire où la tolérance de l'économie paraît
suffisamment établie. Il est formellement contre-
indiqué dans les formes rapides, dans les formes
compliquées d'éréthisme soit local soit général.Il
doit être aussi interdit aux phthisiques disposés
aux congestions actives et aux hémoptysies.

Dans la phthisie laryngée, l'emploi du humage
doit être réservé aux cas où il n'existe que des
lésions superficielles et déjà anciennes siégeant
principalement sur les cordes vocales, l'épiglotte
ou les ventricules laryngés. Il ne faut pas oublier
que la moindre excitation thermale réagit habituellement d'une façon fâcheuse sur les lésions
du larynx. Aussi la plus légère tendance à l'état
aigu, l'œdème des replis arythéno-épiglottiques,
les lésions des cartilages doivent-ils toujours faire
proscrire son emploi.

—

Pour terminer cette étude sur le humage, nous
croyons devoir faire ressortir les avantages qu'il
réalise sur les inhalations ordinaires et indiquer
les modifications qu'on pourrait appliquer à nos
appareils pour augmenter leur champ d'application.

Ce qui distingue surtout ces deux modes de traitement au point de vue de leurs effets, c'est que, dans l'un, les malades ne subissent l'action de la vapeur sulfureuse que sur les organes respiratoires, tandis que, dans l'autre, ils sont plongés dans le milieu à inhaler qui produit, en outre, une action dérivative sur la surface cutanée. Cette action dérivative qui, dans quelques cas, peut favoriser ou même compléter l'action de l'inhalation, n'est pas toujours sans inconvénients. Elle contribue à augmenter l'impressionnabilité de la peau et elle provoque fréquemment des phénomènes d'excitation générale qui sont mal supportés. Aussi les inhalations ordinaires sont-elles peu indiquées chez les rhumatisants, chez les sujets pléthoriques ou sanguins, chez les catarrheux sensibles aux moindres influences atmosphériques et chez tous les sujets faibles et sans réaction.

Par contre, le humage présente de grands avantages qui permettent de l'employer dans un plus grand nombre de cas. Il n'expose pas les malades à être mouillés par la vapeur condensée et il leur évite l'inconvénient d'une atmosphère trop chaude. De plus, grâce à la prise d'air de nos appareils, les malades respirent une certaine quantité d'air normal. Il n'en est pas de même dans les salles d'inhalation ou l'atmosphère, déjà difficile à régler comme température et comme composition chimique, est souvent viciée par le contact des malades.

Quant à l'action dérivative sur la peau qui fait défaut dans le humage, nous croyons qu'elle peut être avantageusement remplacée par celle qu'on détermine avec les diverses pratiques d'hydrothérapie normale qui sont de plus en plus employées dans les stations pyrénéennes. C'est dans ce but que nous conseillons quelquefois aux malades de faire suivre la séance de humage de l'administration d'une douche générale tempérée terminée par l'application d'un jet chaud sur les extrémités inférieures.

Tous nos appareils ayant été construits sur le même modèle et étant alimentés par la même source, présentent une uniformité à peu près constante, comme température et comme teneur en vapeurs et en gaz. Nous croyons qu'il y aurait avantage à établir d'autres appareils, de différentes dimensions, sur des sources plus ou moins chaudes et altérables (1) de façon à pouvoir graduer l'action du humage et l'approprier aux différents cas.

Nous devons faire observer que les vapeurs de nos appareils contiennent moins d'acide sulfhyrique qu'on pourrait le supposer au premier abord, non seulement à cause de la stabilité relative du principe sulfureux, mais encore parce que le battage

(1) Nos sources qui diffèrent beaucoup comme température et sulfuration présentent également de grandes différences au point de vue de la stabilité de leur principe sulfureux. A côté de sources relativement stables, la Raillère, César, les Espagnols, nous trouvons les sources du Rocher, des Œufs, du Bois qui s'altèrent avec la plus grande facilité.

de l'eau qui favorise son contact avec l'oxygène de l'air est le moyen qui s'oppose le plus à la formation et à la persistance de ce gaz dont la production paisible est toujours plus abondante et plus durable à la surface d'une nappe d'eau minérale (griffon, bain ou mieux piscine). On pourrait augmenter la production de ce modificateur, dans certains appareils, en amenant directement dans le bassin inférieur agrandi un filet d'eau de façon à réaliser les conditions d'un griffon artificiel.

Nous croyons aussi qu'il serait bon d'affecter un certain nombre d'appareils au traitement des affections de la muqueuse nasale. Ces appareils devraient produire un dégagement plus grand de vapeurs sulfureuses qui pourraient être condensées et soumises à une pression suffisante pour leur permettre de pénétrer facilement, par un embout spécial, dans les voies nasales.

Nous réclamons ces appareils avec d'autant plus de raisons que nous voyons assez souvent des malades atteints de rhinite chronique ne pouvoir pas supporter les irrigations nasales.

Ce humage nasal pourrait aussi rendre les plus grands services dans le traitement des surdités catarrhales et pour modifier la muqueuse des sinus ou anfractuosités des fosses nasales qui sont fréquemment le siège d'inflammations tenaces et difficiles à atteindre par les moyens ordinaires.

DE LA PULVÉRISATION

La pulvérisation est un mode particulier d'inhalation qui consiste à faire pénétrer, dans les voies respiratoires, non plus les gaz et les vapeurs, mais l'eau minérale elle-même sous forme de poussière plus ou moins fine.

Ce mode de traitement, qui est fréquemment employé à Cauterets, se pratique dans quatre salles spéciales (deux pour chaque sexe) des établissements de César et des Néothermes.

Les salles des Néothermes ne laissent rien à désirer sous le rapport du confort et de l'installation. Les appareils, au nombre de 20, sont disposés, tout autour de la salle et dans la partie centrale, sur des cuvettes en marbre entièrement séparées les unes des autres par des cloisons également en marbre. Chaque appareil est porté sur un pied mobile sur lequel il peut, grâce à une ingénieuse disposition, subir diverses inclinaisons, ce qui permet au malade de pratiquer la pulvérisation commodément et sans fatigue. Ces appareils portent, à leur extrémité terminale, différents ajutages ainsi nommés et classés : Tambours nᵒˢ 1, 2 et 3; palettes nᵉˢ 4 et 5; tamis nᵒ 6; et palettes 7, 8 et 9.

Les premiers laissent dégager un brouillard très fin, tandis que les palettes et les tamis projettent le liquide sous forme de goutelettes plus ou moins fortes.

Dans chaque salle de pulvérisation, on réserve un certain nombre d'appareils pour administrer les douches naso-pharyngienne, faciale, auriculaire au moyen d'embouts spéciaux.

Tous les appareils sont alimentés par un tuyau qui arrive directement de la conduite principale des Néothermes (source César) à une hauteur de 14 à 15 mètres. Il en est de même dans l'établissement de César où l'on a supprimé, il y a quelques années, la pompe aspirante et foulante et utilisé la pression naturelle de l'eau de César, au moyen d'un filet d'eau pris à 14 mètres de hauteur sur la conduite principale de l'établissement.

Cette heureuse modification a eu pour effet de supprimer les intermittences qui se produisaient avec la pompe à bras et de donner une pulvérisation plus uniforme et plus complète.

MODE D'APPLICATION

La durée des séances de pulvérisation varie de 10 à 25 minutes. Elles sont ordinairement administrées tous les jours ou tous les deux jours.

Pour recevoir la pulvérisation, le malade s'assied devant l'appareil, le haut du corps couvert d'un peignoir imperméable destiné à garantir ses vêtements de l'humidité ; il aspire sans effort, en ouvrant la bouche et abaissant autant que possible le dos de la langue, l'eau sous forme ·de poussière óu de douche pulvérisée et laisse retomber la plus grande partie du liquide dans la cuvette en marbre placée au-dessous de l'appareil.

Il est important de recommander au malade de respirer uniquement par la bouche, en comprimant les narines, et de faire, de temps en temps, quelques larges inspirations, afin de favoriser la pénétration du liquide dans les premières voies respiratoires et de diminuer l'obstacle dû à la contraction spasmodique de la langue et des muscles palatins qui se produit fréquemment, par un phénomène réflexe, sous l'influence du contact du liquide.

La pulvérisation qui date de quelques années, a été, au début, l'objet d'un engouement exagéré que l'expérience n'a pas justifié. Les nombreuses recherches et controverses auxquelles elle a donné lieu ont réduit cette méthode de traitement à sa véritable valeur. Il a été parfaitement démontré que la plus grande partie du liquide pouçroyé ne pénétrait pas au-delà de la trachée. Il n'y a que la partie la plus finement pulvérisée qui soit entraînée dans les bronches pendant l'inspiration.

En second lieu, on a montré que les eaux sulfureuses, par suite de leur rapide exposition à l'air, se désulfuraient en grande partie. On a objecté, en outre, que cette multiplicité de contact de l'eau thermale avec l'air tendait à mettre le liquide en équilibre de température avec le milieu ambiant et à convertir l'eau thermale en une pluie froide, d'autant plus que le refroidissement est encore augmenté par l'évaporation d'une partie du liquide pulvérisé.

Le reproche relatif à la désulfuration qui s'applique, avec raison, à la plupart des sources sulfureuses, n'a plus la même valeur lorsqu'il s'agit des eaux de Cauterets dont le principe sulfureux présente une grande stabilité relative. Ce fait a été parfaitement mis en lumière par les expériences de Réveil sur la pulvérisation appliquée à différentes eaux sulfureuses. Ce chimiste avait constaté que l'eau de César ne perdait, par la pulvérisation, que 9 0/0 de son principe sulfureux, tandis que l'eau Bonne et l'eau de Luchon perdaient l'une 33 et l'autre 50 0/0.

En poursuivant ses expériences, il avait observé que l'eau des Espagnols éprouvait, au contraire, une augmentation de sulfuration, phénomène qu'il expliquait par la grande stabilité de son principe sulfureux et la concentration du liquide (une partie se vaporisant) pendant la division de l'eau.

Quant à l'objection relative à l'abaissement de température de l'eau, elle n'a pas pour la source de César la même importance que pour d'autres

sources ; car nous ne voyons jamais la pulvérisation produire de sensation de froid, cette eau
ayant une température de 47° 5, et pouvant subir,
sans inconvénient, une déperdition de 8 à 12°,
suivant la température de la salle. La température
de l'eau pulvérisée se maintient généralement à
35 ou 36°.

Bien que la pulvérisation n'ait pas tenu toutes
les promesses qu'elle avait fait concevoir au début,
nous voyons cependant qu'elle rend journellement
des services dans le traitement des affections du
pharynx et du larynx et surtout dans la plupart
des cas d'angine granuleuse.

MODE D'ACTION ET INDICATIONS
DE LA PULVÉRISATION

Les principaux effets de la pulvérisation sont
les suivants :

Après chaque séance, les malades éprouvent
généralement une diminution de sécheresse et
d'ardeur dans la gorge, une facilité plus grande
dans la déglutition et l'émission de la parole et
des modifications de la toux qui devient plus grasse,
plus facile et moins quinteuse.

Cette action immédiate sédative qui se traduit
également par le rappel ou l'augmentation des
sécrétions muqueuses, est souvent remplacée, au
bout de quelques séances, par des phénomènes
d'excitation locale, sensations d'ardeur, de séche-

resse à la gorge, picotements, gêne de la déglutition, recrudescence de toux sèche, qui obligent momentanément à suspendre leur emploi.

La pulvérisation produit, plus tôt que les autres modes de traitement, une action excitatrice sur la muqueuse pharyngo-laryngée. Il suffit quelquefois d'une séance de pulvérisation pour ramener chez certaines personnes la maladie à l'état subaigu.

Aussi est-il souvent utile de faire d'abord usage des tambours afin d'arriver graduellement à l'emploi de la douche pulvérisée. Nos appareils forment, en effet, un véritable clavier qui permet d'administrer la pulvérisation à tous les degrés de force, depuis la pulvérisation en fumée jusqu'au jet direct, doué d'une forte pression.

Pour prévenir ou atténuer l'action excitante de la pulvérisation, il est bon, dans quelques cas, de mettre un intervalle plus ou moins long entre chaque séance de pulvérisation et parfois de faire alterner l'usage de la pulvérisation avec celui du humage et dans tous les cas de ne prescrire ce mode de traitement que quelques jours après le début de la cure thermale.

La pulvérisation constitue, comme le humage, une médication essentiellement locale dont les effets viennent en aide à ceux du traitement général. Elle exerce sur la muqueuse pharyngo-laryngée une action détersive et lubrifiante qui tend à modifier sa vitalité et ses produits de sécrétion.

La douche pulvérisée produit, outre cette action topique, une percussion ou plutôt une sorte de massage qui tend à dégorger les tissus et à provoquer des effets résolutifs.

Les douches pharyngiennes à jet sont rarement employées parce qu'elles sont douées d'une grande force de percussion et qu'elles déterminent parfois de véritables échymoses et de fortes irritations locales. Nous les remplaçons avec avantage par les douches pharyngiennes qui ont été installées, sur nos indications, dans quelques baignoires de l'établissement de la Raillère.

Ces petites douches sont administrées, pendant le bain, au moyen d'un tube en caoutchouc adapté au robinet de la baignoire et terminé, à son extrémité libre, par un embout métallique conique (pouvant recevoir différents ajustages), muni d'un petit robinet destiné à régler la force du jet. Ces douches ont une faible pression et une température de 36 à 37°, conditions qui, jointes aux qualités spéciales de l'eau de la Raillère, contribuent à les faire bien tolérer dans la plupart des cas. C'est principalement dans les engorgements des amygdales, dans la pharyngite herpétique et dans les formes scrofuleuses que ces douches trouvent l'indication de leur emploi.

Ces appareils servent également à administrer des irrigations naso-pharyngiennes chez des malades qui supportent mal les douches nasales de nos salles de pulvérisation, soit à cause de leur température élevée, de leur forte pression, ou de l'action topique trop irritante de l'eau de César.

L'analyse succinte des effets de la pulvérisation nous montre que ce mode de traitement convient d'une façon générale à toutes les formes de pharyngite chronique avec extension, soit du côté du larynx, soit du côté de l'arrière cavité des fosses nasales. C'est surtout dans les formes atoniques caractérisées par l'épaississement de la muqueuse, l'hypertrophie de son appareil glandulaire, et quelquefois par la décoloration, l'anémie de cette membrane, la paralysie ou le relâchement des cordes vocales que la pulvérisation produit les meilleurs résultats. Employée avec prudence, elle peut amender les phénomènes spasmodiques et hypéresthésiques qui compliquent parfois le catarrhe pharyngo-laryngé. Son emploi doit être proscrit dans tous les états aigus ou sub-aigus et dans les cas relativement assez fréquents où la muqueuse présente un état d'irritabilité excessive donnant lieu à de fréquentes poussées congestives. Nous la proscrivons également dans la plupart des cas de phthisie laryngée à cause de son action irritante locale ; nous retrouvons ici, à plus forte raison, les mêmes contre-indications que nous avons signalées pour l'emploi du humage, dans cette affection.

DE LA DOUCHE NASO-PHARYNGIENNE.

La douche naso-pharyngienne se pratique, comme nous l'avons dit, soit dans les salles de pulvérisation soit dans quelques baignoires de l'établissement de la Raillère.

Les appareils, réservés à cet usage dans les salles de pulvérisation, sont munis d'un tube en caoutchouc à l'extrémité duquel on applique un embout de forme olivaire en os, en bois ou en verre. Cet embout est percé d'un canal destiné à faire pénétrer le liquide dans une fosse nasale, tout en obturant complètement son ouverture. Nous croyons qu'on pourrait le remplacer avec avantage par un tube en caoutchouc terminé par une petite ampoule allongée pouvant se mouler exactement sur l'ouverture nasale.

MODE D'EMPLOI

L'emploi de la douche naso-pharyngienne est soumis à quelques règles et précautions qu'il est utile d'indiquer aux malades.

Comme pour la pulvérisation, le malade s'assied devant l'appareil et après avoir placé l'embout dans une narine, en tenant la tête légèrement inclinée en avant, il ouvre graduellement le robinet de l'appareil de façon à ce que le liquide arrive d'abord en petite quantité et soit injecté d'avant en arrière et non de bas en haut, pour éviter sa pénétration dans les sinus frontaux qui est toujours extrêmement douloureuse.

Le liquide, ainsi projeté, baigne tous les replis et les anfractuosités de la muqueuse nasale et passe dans la fosse nasale opposée, après avoir traversé le *cavum nasale* complètement fermé à sa partie inférieure par le voile du palais fortement contracté sous l'influence du contact du liquide, par l'effet d'un phénomène réflexe.

Pour favoriser cette migration du liquide et sa sortie par l'autre narine, il est essentiel que l'ouverture nasale par laquelle on pratique l'injection soit complètement obturée. Il faut également que l'embout employé soit assez effilé à sa partie terminale pour qu'on puisse l'engager dans l'ouverture formée par l'échancrure du maxillaire supérieur et par le cartilage de la cloison, de façon à ce que son axe corresponde exactement à celui de la fosse nasale.

On peut faciliter le mouvement d'élévation du voile du palais, en ouvrant largement la bouche et faisant de larges inspirations suivies d'expirations lentes et prolongées.

Il est souvent utile de conseiller des interruptions plus ou moins fréquentes dans l'application de la douche naso-pharyngienne. Sa durée doit être subordonnée à la tolérance du malade et aux effets obtenus. Elle varie habituellement de 2 à 10 minutes.

MODE D'ACTION ET INDICATIONS

Associée ou combinée à d'autres modes d'applications de l'eau minérale, la douche naso-pharyngienne peut combattre avec succès la rhinite chronique, l'ozène, le catharre naso-pharyngien et enfin les inflammations catarrhales de la trompe d'Eustache et de l'oreille moyenne qui ne sont, le plus souvent, que l'extension des affections du pharynx et du nez.

Ce mode de traitement produit sur les muqueuses olfactive et rétro-nasale, une action détersive et résolutive beaucoup plus puissante que celle que détermine la pulvérisation sur la muqueuse pharyngée. Il débarrasse les fosses nasales et le pharynx supérieur des croutes et des mucosités qui l'encombrent ; il modifie les sécrétions de la muqueuse et tend à favoriser la cicatrisation des ulcérations et à diminuer le boursouflement, l'épaississement de la muqueuse.

Les premières irrigations nasales sont souvent assez pénibles à supporter. Elles déterminent sur la muqueuse olfactive des chatouillements et des picotements incommodes. Parfois elles sont suivies d'une sorte de réaction congestive qui amène tantôt un véritable coryza aigu avec écoulement séreux et éternûments répétés, tantôt un enchiffrénement accompagné de sécheresse et enfin une augmentation de surdité avec bourdonnements d'oreille dus au gonflement de la muqueuse. Chez quelques personnes, elles produisent un tension douloureuse du front et même une véritable céphalalgie.

Tous ces effets s'atténuent ordinairement après quelques applications, et la plupart des malades ne tardent pas à ressentir les bons effets de ce traitement qui se traduisent par des modifications des sécrétions qui deviennent plus fluides et moins abondantes, par la disparition de l'odeur propre à ces sécrétions et par une sensation de désobstruction des fosses nasales et aussi par des changements favorables du côté de l'ouïe, de l'odorat et du timbre de la voix.

Le plus souvent, l'affaiblissement de l'ouïe subit des variations ou même augmente considérablement pendant la durée de la cure. Aussi bien des malades sont-ils disposés à se décourager et à abandonner ce traitement. Il est donc utile de les prévenir que la douche naso-pharyngienne produit, par son action irritante sur la muqueuse, soit la diminution momentanée du calibre de la trompe, soit l'oblitération de son ouverture et que, dans ces cas, l'augmentation de surdité vient pour ainsi dire témoigner de la nature catarrhale de l'affection.

Les modifications favorables de l'ouïe sont quelquefois lentes à se produire, dans les inflammations profondes et invétérées, mais elles s'accentuent généralement, d'une façon manifeste, après la cessation du traitement local.

Lorsque ces douches nasales déterminent des troubles persistants du côté de la tête ou des phénomènes d'irritation locale trop prononcés, on peut essayer de les remplacer par les douches d'eau de la Raillère qui s'administrent dans le bain et sont, comme nous l'avons déjà dit, moins chaudes et moins irritantes que celles de César.

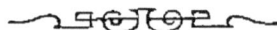

TABLE DES MATIÈRES.

———◦————

PAU. — IMPRIMERIE VERONESE

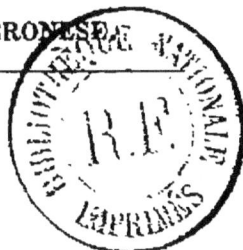

www.ingramcontent.com/pod-product-compliance
Lightning Source LLC
Chambersburg PA
CBHW060506210326
41520CB00015B/4122